Paris. — Imp. de Beaulé et Maignand, rue Jacques de Brosse, 8.

DE LA

COUPEROSE,

PAR

J. F. A. CAMPARDON,

Docteur en médecine de la Faculté de Paris, membre de plusieurs Sociétés savantes.

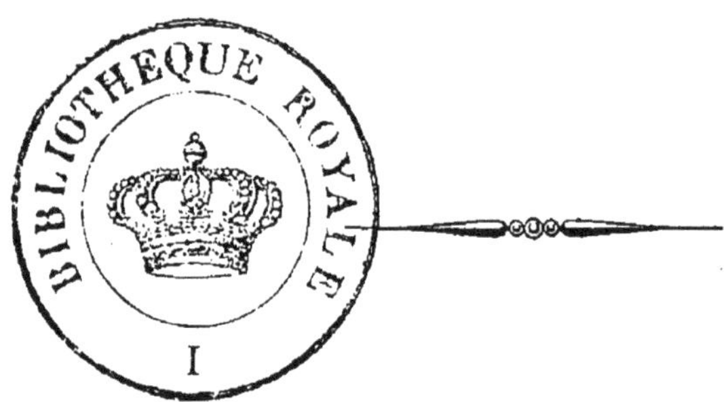

PARIS,

CHEZ GERMER-BAILLIÈRE, LIBRAIRE-ÉDITEUR,

Successeur de Mme. Auger-Méquignon,

Rue de l'École de Médecine, 17.

1847.

DE LA COUPEROSE.

INTRODUCTION.

L'art de guérir a ses lois générales que tout médecin est tenu d'étudier et dont la connaissance doit toujours diriger la pratique.

Mais il y a dans le nombre des maladies, et dans

chacune d'elles en particulier, tant de variétés diverses et de phénomènes souvent imprévus, tant de modifications produites par la situation propre du sujet, son tempérament, ses habitudes, que les méthodes curatives enseignées par la science sont souvent insuffisantes. Ce n'est pas que celle-ci ne soit et ne demeure constamment le flambeau le plus sûr, celui qui doit éclairer les pas et les tentatives de tout praticien sage et prudent ; mais restreinte à des données générales, elle ne saurait ni embrasser ni prévoir cette diversité infinie de maux qui affligent l'humanité.

L'esprit de l'homme, si étendu qu'il soit, a lui-même ses limites, et ce n'est pas trop, le plus souvent, de la concentration de ses facultés sur un point unique. Aussi a-t-on vu les médecins du mérite le plus élevé et le plus incontestable se livrer à l'étude d'une spécialité ; leurs travaux attestent ce que la science et l'humanité ont gagné à cette direction donnée à leur esprit.

Je n'apporte ici aucune prétention de cette nature : j'ai uniquement songé à publier le résultat de quelques recherches laborieuses, de quelques observations acquises dans la longue et consciencieuse étude que j'ai faite d'une maladie qui ne tient qu'un rang secondaire dans les travaux de la médecine, et qui cependant, par le siége qu'elle occupe, les désordres qu'elle entraîne, les douleurs diverses qu'elle cause, méritait peut-être d'obtenir un examen plus approfondi.

Je veux parler de la *couperose ;* j'ai hâte de ne pas dissimuler combien la guérison de cette cruelle affection est difficile, et, en même temps, je crois qu'on ne s'est pas attaché assez sérieusement à la connaître, à la combattre et à la guérir ; on s'est borné à la ranger dans la grande et nombreuse famille des dartres, à laquelle effectivement elle appartient, sans lui chercher suffisamment un traitement spécial et qui lui fût approprié.

Si les bornes que nous nous sommes imposées, et aussi des convenances personnelles, n'y faisaient pas obstacle, il nous serait facile de rapporter les observations diverses des cas de couperose réputés incurables, et dont la guérison radicale a été obtenue sous l'influence d'un traitement longuement et patiemment soutenu. Nous ne nous attacherons donc qu'à préciser nos appréciations sur cette affection, sa marche, ses effets, et enfin sur la méthode curative qui nous paraît capable d'être employée avec le plus de succès.

DÉFINITION.

Par le mot *couperose,* nous entendons exprimer cette affection si commune que les auteurs désignent sous les noms

D'*Acne simplex,*

D'*acne rosea* vel *rosacea,*

D'*acne indurata,*

D'*acne sebacea.*

Nous négligerons à dessein une autre variété, l'*acne sycosis* ou la *mentagre,* laquelle, par son siége spécial et ses caractères physiques, devient une maladie particulière ; elle sera plus tard l'objet d'une étude nouvelle.

Nous ne nous préoccuperons pas non plus des noms divers qui ont été donnés à cette maladie, car chaque auteur, pour ainsi dire, a voulu lui donner une appellation particulière.

La couperose est une des variétés de la grande famille des dartres, et M. Alibert, qui le premier la fit rentrer dans le groupe des dermatoses, rendit par là son étude plus facile et son traitement moins incertain.

Elle se présente sous cinq formes différentes, souvent parfaitement distinctes, le plus souvent confondues ; tantôt ce sont de petits boutons à peine aperçus d'abord et *disséminés*, qui se transforment peu à peu en pustules, se dessèchent, et tombent sous forme d'écailles furfuracées.

Tantôt c'est une simple rougeur érythématique qui se borne à l'extrémité du nez, ou qui recouvre cet organe en envoyant de chaque côté des joues deux flammes qui donnent au visage un aspect ardent et tout particulier.

Tantôt ce sont des pustules à large base qui grossissent lentement, et dont l'extrémité finissant par s'acuminer, laisse échapper une petite quantité de pus qui est loin d'être en rapport avec le volume souvent énorme de la pustule, dont la résorption ne s'effectue qu'après un temps fort long.

Tantôt les follicules de la peau hypertrophiés

laissent apercevoir l'humeur sébacée noircie par le contact de l'air, et donnent à la face l'aspect singulier de la peau de chagrin (*tanes*).

La dernière variété, l'*acne sebacea*, qui, pour nous, n'est que l'exagération de l'*acne punctata*, a été décrite pour la première fois par M. Biett ; elle est caractérisée par l'inflammation des cryptes de la peau, par la sécrétion abondante de l'humeur sébacée qui s'étale en nappe sur les parties malades, y adhère souvent d'une manière intime, se colore en gris plus ou moins foncé, et donne au premier aperçu une déplorable idée des habitudes de propreté du malade.

Le nez, les joues et le front sont le siége électif de la couperose ; cependant il n'est point rare de voir les pustules affecter d'autres parties telles que le dos, la poitrine, et quelquefois la partie externe des membres. Nous pourrions à ce sujet citer l'histoire d'une dame que nous avons guérie, et qui nous a offert le plus curieux exemple d'*acne simplex* et d'*acne indurata* tout à la fois, disséminé sur toutes les parties de la face du col, du dos et de la poitrine.

Classification. Il est nécessaire de remonter jusqu'à Galien pour trouver un commencement d'ordre dans l'étude des maladies de la peau. Ent effe, bien qu'Hippocrate et ses successeurs parlent de ces affections, il n'en est pas moins vrai que, le premier, Galien les divisa en trois groupes : les *miliaires*, les *vésiculeuses* et les *ulcérées*. Celse, au temps de Tibère, ajouta aux noms grecs d'autres dénominations tirées des auteurs latins. Quinte-Curce ne parle que de la *gale*, et de l'huile pour la guérir : *oleum remedium fuit ;* Pline, du *sycosis*, qui se transmettait chez les Romains par le baiser. Aetius est, selon nous, le premier qui, sous les noms d'*acne* et de *jonthos*, indique cette affection *pustuleuse qui pousse aux jeunes gens à la fin de leur croissance*.

Laissant de côté tous les auteurs qui se sont succédé, nous arrivons à Plenck, en 1789, qui range la couperose dans sa première classe, *maculæ ;* à Willan, en 1798, dans son septième ordre, les *tubercules ;* à M. Alibert, en 1835, dans le quatrième groupe des dermatoses dartreuses, genre onze, *varus*.

Enfin, dans ces derniers temps, les auteurs, à l'exemple de Willan, et en modifiant toutefois certaines parties de sa classification, ont rangé la couperose dans l'ordre des *pustules*.

Dans nos recherches sur cette maladie, nous avons été surtout frappé des diverses opinions émises par les auteurs sur le classement de cette affection. Il est évident que cela dépend du point de vue auquel chacun s'est placé : les uns, en effet, l'ont considérée comme une simple rougeur, d'autres comme un tubercule, d'autres comme une pustule ; il est évident que l'erreur vient de ce que chacun a pris pour type de l'espèce l'une des variétés ; pour nous, nous adopterons sans répugnance la classification moderne, car, comme nous le verrons plus tard, elle est sans importance quant à l'emploi des moyens curatifs.

CAUSES. Les causes prochaines du développement de la couperose sont : l'époque de la puberté dans les deux sexes et le moment où la nature retire à la femme la faculté de se reproduire. Toutefois nous avons observé que la puberté détermine plus souvent l'*acne simplex* ou l'*acne indurata*, et l'âge critique l'*acne rosacea ;* la grossesse, chez certaines femmes, est l'occasion de la venue de cette maladie, et il n'est pas rare de la voir cesser avec elle. Le contraire arrive aussi quelquefois ; certaines professions y prédisposent d'une manière toute particulière : les cuisiniers, les verriers, les pâtissiers, etc., par exemple ; les excès de la table, les plaisirs de l'amour, l'onanisme. La transmission du père ou de la mère aux enfants est pour nous un fait incontestable, et tous les jours nous avons l'occasion de le constater. La couperose est plus fréquente en hiver qu'en été ; les climats froids et humides y prédisposent tout particulièrement, de même que les veilles prolongées, les affections morales vives, la cessation trop brusque d'un écoulement ou naturel ou artificiel, l'application sur le visage de certains stimulants, tels que les fards, les eaux spiritueuses de la toilette, etc.

La couperose se lie fréquemment avec un état pléthorique, avec un dérangement menstruel chez la femme, avec la suppression d'hémorroïdes chez l'homme. Les stimulants internes, tels que le vin, les liqueurs, sont trop souvent la cause de la maladie, comme aussi ils en sont les moyens curatifs chez ceux dont les organes sont affaiblis par un défaut de stimulus : l'*acne hydropotarum* est dans ce cas.

Diagnostic. Il y a peu de maladies aussi faciles à reconnaître que la couperose, quelle que soit la variété qui s'offre à l'inspection du médecin; toutefois, les pustules et les tubercules syphilitiques et les pustules de l'*ecthyma* pourraient jusqu'à un certain point induire à erreur un esprit préoccupé ou peu attentif; mais, avec un peu de soin, il est toujours aisé d'établir un diagnostic différentiel. En effet, les tubercules et les pustules syphilitiques sont entourés d'un cercle cuivré caractéristique ; les pustules de l'*ecthyma* sont larges, se déchirent facilement, forment des croûtes épaisses et ne laissent jamais après elles une induration à leur base;

tandis que les pustules de l'*acne* sont petites relativement, leur développement est lent, leur base reste longtemps indurée, et elles ne donnent jamais lieu à des croûtes.

L'*acne sebacea* pourrait à la rigueur être confondue avec l'*ichtyose;* cependant, en se rappelant que les écailles de cette affection sont imbriquées et implantées dans le tissu cutané et qu'on ne peut les extraire qu'en les arrachant avec douleur, on ne les confondra pas avec la couche sébacée de *l'acne* qui est superposée et adhérente, à la vérité, mais qu'il est facile d'extraire sans occasioner de douleur.

Pronostic. Chacune des variétés de l'*acne* a son pronostic particulier : ainsi l'*acne simplex* cède aisément aux moyens appropriés ; l'*acne rosacea* est très-longue et très-difficile à guérir ; l'*acne indurata*, plus difficile que l'*acne simplex*, mais moins que l'*acne rosea*, laisse après elle des cicatrices d'un genre particulier et qui ressemblent assez volontiers à des trous irrégulièrement faits dans la peau à l'aide de petits emporte-pièces ; l'*acne punctata* et l'*acne sebacea*, qui ont entre elles une si grande affinité, et toute de parenté, se guérissent quelquefois très-vîte, et d'autres fois avec quelque peine. La guérison d'ailleurs est subordonnée à la docilité et à la patience des malades, à l'âge, au tempérament, au sexe, aux habitudes, aux maladies concomittantes, etc.

Si le succès doit être pour quelque chose dans l'appréciation d'une méthode, nous sommes autorisé à croire que notre mode de traitement a de grands avantages sur les autres. Toutefois, avant d'entreprendre le chapitre du traitement, nous éprouvons le besoin d'établir notre opinion sur les maladies de la peau en général ; et quelque téméraire qu'elle puisse paraître au premier abord, nous espérons qu'à l'aide de la réflexion nous ramènerons plus d'un bon esprit à nos idées.

Selon nous, les affections dartreuses sont le produit d'un principe dépurateur *sui generis* que l'homme apporte avec la vie ou qui se forme lentement en lui ; en effet, sous forme de *rougeole*, *d'éruption*, de *scarlatine*, ce principe prend l'enfant dans son berceau et le conduit, sous forme de dartres, au travers des vicissitudes de la vie, jusqu'au tombeau. Ce principe, cet élément, comme on voudra l'appeler, a probablement d'autres analogues en nous ; la science nous les révèlera tôt ou tard; pour nous, nous croyons sincèrement à la venue d'un autre Jenner, et nous ne répugnons nullement à espérer que dans l'avenir on ne parvienne à préserver l'homme, par un moyen simple, comme la vaccine pour la variole, non-seulement des maladies cutanées, mais d'autres maladies, telles que la syphilis, les scrofules, etc. La décadence de la lèpre coïncide assez exactement avec l'application de la vaccine, pour ne pas supposer avec quelque raison que le vaccin a pu modifier jusqu'à un certain point le principe générateur, et contribuer à faire disparaître cette effroyable maladie.

N'eût-on pas crié à l'audace, si de semblables idées s'étaient fait jour au milieu du siècle dernier? Cependant ce siècle éminemment progressif n'était pas achevé, que Jenner dotait l'humanité de son immortelle découverte! S'il est vrai, comme le dit Montaigne, que la prévoyante nature a eu le soin de mettre le remède à côté du mal, pourquoi ne pas croire à la possibilité d'une médecine préventive à l'égard des maladies de la peau en général? N'avons-nous pas pour garanties les découvertes déjà acquises et l'autorité du fait? L'art de guérir ne consiste-t-il pas dans l'investigation des sources du mal? et y a-t-il plus loin de la révélation de ces sources mystérieuses à la connaissance des moyens propres à les diriger, à les épurer ou même à les tarir? C'est le plus beau triomphe de la science, et quiconque a foi en elle peut lui demander des prodiges; car ils ont pour précurseurs et pour gages ceux dont nous avons été témoins. Si notre âge a été si fécond en merveilles, les progrès de la médecine ne lui ont pas fait défaut, et elle en sera la gloire la plus durable si elle parvient à préserver l'humanité d'une partie des souffrances qu'elle est déjà parvenue à soulager ou à guérir.

Nous sommes donc persuadé qu'on peut attaquer et même détruire la cause de plusieurs maladies, et c'est d'après ce système que nous avons conçu notre traitement de la couperose ; encouragé par des succès nombreux, nous y persistons. D'après cet aperçu, il sera facile de comprendre comment nous avons entendu notre intervention. En effet, la couperose, comme toutes les autres maladies, doit être divisée en cause et en effet ; la cause est cet élément qui nous échappe, mais qui n'en existe pas moins, puisqu'il se trahit par les caractères si tranchés que nous lui avons assignés plus haut.

Traiter la couperose localement, c'est faire la médecine du symptôme, et chacun sait que c'est la plus mauvaise ; au contraire, traiter la cause, c'est rentrer dans la saine raison, dans la vraie médecine et se créer d'heureux résultats : *Sublata causa, tollitur effectus.* S'il était nécessaire de justifier cette manière de voir, les exemples surgiraient en foule et suffiraient, nous l'espérons, à la faire adopter.

M. Alibert a dit ou écrit quelque part, que le soufre était aux maladies cutanées ce que le mercure était aux affections syphilitiques. Sans nier d'une manière absolue l'aphorisme de cet homme célèbre, nous pensons qu'il est d'autres moyens plus efficaces et qui rendent dans un temps donné de plus beaux résultats. Prétendre guérir ces maladies avec du soufre *seul* est presqu'une utopie ; car les résultats que l'on obtient avec ce médicament dans les hôpitaux, comparés avec ceux de la ville, sont tout différents. Les malades des hôpitaux appartiennent à la classe travailleuse de la société, celle à qui un labeur pénible et de tous les instants apporte le pain quotidien ; couperosée, elle est reçue dans les salles, couchée, abritée et nourrie convenablement ; on lui administre les sulfureux *intùs et extrà*, peu à peu, et après un temps plus ou moins long, le visage reprend son teint normal; le malade revient à ses occupations, à ses habitudes, et le mal ne tarde guère à reparaître ; de là on dit que la couperose guérit sans doute, mais qu'elle est sujette à des récidives certaines. Ici, cette guérison momentanée a été obtenue par le *repos seul*, les sulfureux n'y ont contribué que pour une faible part ; la cause qui avait déterminé l'explosion de la maladie venant à se reproduire, doit amener indéfiniment le même résultat.

En ville, où il est à peu près impossible d'obliger les malades à un repos absolu, à une diète longue et pénible, où il est impossible de les soustraire à leur milieu, les sulfureux seuls restent inefficaces dans la très-grande majorité des cas, et tous les dermatologistes leur associent d'autres moyens : *donc* ils ne sont pas le *sine quâ non* de la guérison.

Des volumes entiers suffiraient à peine si nous voulions signaler tout ce qui a été écrit de formules sur le traitement de la couperose ; cette abondance de moyens prouve notre pauvreté, car, plus une maladie est facile à guérir, moins l'arsenal médical se trouve chargé. Dans l'espèce on a mis à contribution tous les règnes de la nature, on en a combiné les éléments de mille manières, les formules les plus bizarres en ont été le résultat, et tout en redoutant la *répercussion* de cette affection, on n'en a pas moins indiqué les moyens les plus propres à la provoquer.

Nous osons penser sans trop de présomption avoir réduit à des termes simples, à des moyens faciles la thérapeutique de cette maladie ; nous l'avons uniquement cherchée dans l'examen attentif du mal et dans l'emploi du remède qui lui est le plus généralement propre, en variant les procédés d'application suivant les cas et les espèces.

Nous avons eu à cœur et à devoir de faire connaître tout ce que notre expérience nous a appris sur les directions à suivre dans le traitement de la couperose ; nous n'aurions pas voulu que les succès qu'il nous est permis de revendiquer pussent être attribués à des recettes occultes, quel que soit le genre d'avantage qui s'attache trop souvent à ce qui est mystérieux et inconnu.

Puissions-nous, en publiant ce travail, avoir contribué à faire quelque bien, et avoir un peu mérité de la science !

TRAITEMENT.

L'*acne simplex.* Assez ordinairement, cette variété, qui survient à l'époque de la puberté dans les deux sexes, est négligée plutôt par les praticiens que par les jeunes gens qui s'en inquiètent : toutefois les boissons fraîches, les purgatifs salins, les bains froids, les bains de mer, les sangsues à la marge de l'anus ou une saignée du bras suffisent en général ; on hâterait et l'on maintiendrait singulièrement la guérison, en onctionnant le soir, avant de se coucher, les parties sur lesquelles la maladie s'est développée, avec une pommade d'iodure de potassium au 10me, et en se servant habituellement, comme eau de toilette, d'eau de chaux affaiblie au quart.

L'*acne rosea* vel *rosacea*, soit simple, soit compliquée des autres variétés, résiste généralement fort longtemps ; de là la nécessité de l'attaquer avec méthode. Combattre d'abord la cause occasionnelle qui l'a fait surgir : ainsi les toniques à l'intérieur chez les sujets faibles, limphatiques, étiolés ; les débilitants, les antiphlogistiques, les bains tièdes, chez ceux dont la constitution est forte, énergique ; rétablir les fonctions intestinales et menstruelles, alors qu'elles sont à peu près nulles ou qu'elles ne se font qu'avec difficulté. La suppression d'hémorroïdes fluentes ou d'un vieil écoulement déterminant fréquemment des congestions vers la tête et entretenant la maladie qui nous occupe, sont aussi l'objet de notre attention. Mais quoiqu'il soit indispensable de ne point perdre de vue les phénomènes dont nous venons de parler, il ne s'ensuit pas que la cure radicale soit prochaine parce qu'on y a remédié ; car, comme nous l'avons vu plus haut, il est un principe générateur qu'il faut détruire sous peine de voir des récidives d'autant plus fâcheuses que les malades fatigués résistent à l'emploi de tout traitement ultérieur.

Dès que le malade est convenablement disposé, c'est-à-dire lorsque toutes ses fonctions naturelles ou accidentelles sont revenues à l'état normal, nous administrons *tous les jours*, à jeun, le tartre stibié à la dose d'un dixième de grain mêlé à deux ou trois grains de poudre de douce-amère : l'action élective du tartre, même à cette dose infime, est très-manifeste sur la face ; elle ne l'est pas moins sur la muqueuse intestinale, car il est rare que les habitudes de constipation ne cèdent pas après quelque temps de son emploi. Il arrive quelquefois que, même à cette dose, il détermine des nausées ou des vomissements, et s'il nous est arrivé dans quelques cas de diminuer la dose, c'était plutôt en vue d'être agréable à nos malades, car nous avons toujours vu la tolérance s'établir après un certain temps ; alors il agit sans doute comme hyposthénisant du système capillaire cutané : sous cette influence la couleur rouge de la peau diminue et finit enfin par disparaître tout à fait ; le bout du nez seul résiste longtemps encore après que le reste de la face est guéri.

A ce moyen, pour nous d'un effet certain et dont nous revendiquons la priorité pour le cas dont il s'agit, nous lui associons, comme moyen *dépurateur*, l'eau mercurielle employée autrefois comme résolutif dans les engorgemens glanduleux, et quelquefois encore aujourd'hui comme antivermineux chez les jeunes sujets. Nous avons vainement, à l'aide de l'ammoniaque et de l'eau de chaux, cherché dans l'eau mercurielle à déceler le métal; cependant la sensation qu'elle donne à la bouche est toute minérale et ne ressemble en rien à l'eau distillée qui a servi à la faire. Nous en faisons boire un verre à liqueur, une heure avant le premier repas de la journée, et, après deux mois, un second verre le soir en se couchant. Pendant aussi toute cette période, nous obligeons les malades à se bassiner la figure plusieurs fois par jour avec de l'eau de chaux seconde, à tenir, même sur les parties malades, des compresses trempées dans ce liquide, soit froid pendant l'été, soit tiède pendant l'hiver ; quel que soit le degré de démangeaison ou de cuisson de la peau, il a bientôt disparu sous l'influence de cet agent. Au lait de chaux nous substituons souvent la liqueur de Gowland des Anglais, qui doit son action au deutochlorure de mercure qu'elle contient.

Lorsque la rougeur de la face commence à se ternir, nous hâtons sa décadence par l'application des pommades résolutives ; parmi celles dont nous avons l'habitude de nous servir se trouvent celle d'iodure de potassium au 10me, ainsi que celle d'iodure de plomb. Si l'*acne rosacea* est compliquée de l'*acne indurata*, nous faisons onctionner les tubercules avec la pommade de chlorure d'argent, dans la proportion de 60 à 75 centigrammes pour 16 grammes d'axonge et 8 grammes de cire vierge. Cette pommade étendue tous les soirs, sous forme de frictions, sur chaque tubercule, en hâte singulièrement la résolution.

Nous secondons l'emploi de ces moyens par les tisanes dites dépuratives que nous varions fréquemment : le houblon, la pensée sauvage, le petit houx en infusion, la bardane, la patience, etc., en décoction sucrée avec le sirop suivant :

Gayac râpé.	2 parties.
Salsepareille mondée, coupée et concassée. . .	1/2
Serpentaire de Virginie, écorce de sureau, capillaire du Canada. . . . . à à	1/4.
Eau bouillante.	45.
Sucre blanc.	10.

Les bains simples de barèges, les eaux de barèges en boisson viennent aussi concourir à la cure. Ce traitement ayant été bien suivi, nous n'avons jamais été obligé de recourir aux douches sur la figure.

Cependant si les phénomènes qui annoncent le commencement de l'amélioration tardaient trop à se montrer, nous modifions alors la manière d'agir d'Ambroise Paré (1), et nous irritons la peau du

(1) Tous les praticiens connaissent l'observation si naïve et si curieuse d'Ambroise Paré, qui fit appliquer un vésicatoire sur la figure d'une jeune fille pour une *acne indurata* dont elle était atteinte. (Voir d'ailleurs l'ouvrage de cet homme illustre, livre XXIe, page 586, *des Venins*.)

visage avec la pommade cantharidée. Lorsque la peau, de rouge qu'elle était, devient violacée, nous employons les antiphlogistiques franchement et activement : à ce sujet, nous avons été souvent en butte à la critique, et, faut-il le dire, à une critique peu bienveillante de la part de confrères dont le traitement n'avait pas été heureux ; mais quelque pénible que soit à l'homme de bien de supporter la censure, il est préférable de persister dans la bonne voie sans détourner la tête. Donc, dès que les phénomènes inflammatoires sont tombés, il est ordinaire de voir la peau se décolorer avec une rapidité incroyable : il est rare qu'on soit obligé d'avoir recours deux fois au même moyen, dont l'énergie d'ailleurs est graduée selon l'intensité de la maladie et la susceptibilité individuelle. Habituellement, cependant, nous nous servons de la cantharide à la dose de 4 grammes pour 32 grammes d'axonge, et nous faisons onctionner les parties malades toutes les deux heures.

Bientôt une chaleur, une cuisson très-vives occupent les parties frictionnées, et, dans quelques cas, s'étendent plus loin : une fièvre locale bien manifeste se développe, la face et la tête deviennent douloureuses, les artères temporales battent avec force ; cet orage ne doit pas être abandonné à lui-même, et, selon les sujets, une large saignée ou une application de sangsues sur les apophyses mastoïdes ou sur les tempes conjurent tous les accidents. Des applications froides sur la face, des bains de pieds, un purgatif salin et une boisson fraîche amènent doucement le malade à un état de calme que la cuisson et la tension de la peau du visage lui avaient fait oublier depuis longtemps.

L'*acne punctata* et l'*acne sebacea* sont traitées de la même manière, à l'exception toutefois de la pommade cantharidée que nous remplaçons par des cataplasmes émollients, jusqu'à ce que les écailles superposées soient tombées, ou bien que les bords des opercules de la peau ramollis par les émollients permettent à une légère pression de faire sortir les tannes ; alors les lotions indiquées suffisent pour arrêter la marche de la maladie que le tartre stibié et l'eau mercurielle vont détruire dans ses sources.

Ici devraient naturellement se placer quelques observations de différentes variétés de la couperose que nous avons été assez heureux de guérir, alors même qu'elles étaient compliquées d'autres affections de la peau, comme dans plusieurs cas de dartres crustacées, d'eczéma chronique, etc., etc. ; mais cet opuscule est déjà bien long, et nous serions forcé d'entrer dans des détails qui, par leur importance même, nous entraîneraient trop loin, et que nous réservons d'ailleurs pour un travail ultérieur.

www.ingramcontent.com/pod-product-compliance
Ingram Content Group UK Ltd.
Pitfield, Milton Keynes, MK11 3LW, UK
UKHW012307240726
13966UKWH00004B/1703